DENTIER ET FIGURE ARTIFICIELS

APPLIQUÉS A

L'ARTILLEUR MOREAU

DIT

L'HOMME A LA TÊTE DE CIRE [1]

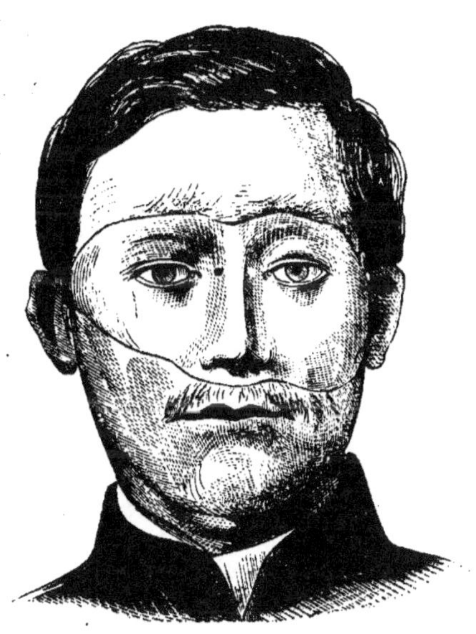

CETTE BROCHURE SE VEND

Au profit de l'artilleur MOREAU

Prix : 50 centimes

---

[1] La mâchoire supérieure est fabriquée en caoutchouc vulcanisé, la figure en argent émaillé, cette dernière ayant extérieurement un ton de cire en rapport de couleur avec le front, très blanc. D'où cette dénomination artifici vicieuse, mais qui a fait déjà le tour de la presse.

RÉFLEXIONS

Sur la restauration buccale de Moreau

Aujourd'hui l'art du chirurgien-dentiste a non-seulement démontré qu'il est le complément des opérations chirurgicales qui s'appliquent à la bouche, opérations qu'il remplace au besoin, mais il a encore prouvé que, par son habileté pratique, le dentiste rend possible, au moyen de ses pièces dentaires ou râteliers complets, l'exercice de la mastication des aliments et de la parole; fonctions compromises par la perte des dents qui rendent souvent l'existence si difficile aux personnes souffrant de l'estomac.

Voilà de ces cruautés du sort que l'artilleur Moreau, dont vous allez lire la triste odyssée, à dû supporter jusqu'au jour, où, sur la recommandation des membres de la Chambre des députés, le Ministre de la guerre a pris en considération la pétition qui fait suite au mémoire lu par nous en séance à l'Académie de Médecine.

Car, si, grâce à l'application de la figure artificielle que nous lui avons fait confectionner il y a dix ans, on a pu guérir la plaie faciale, il n'en est pas de même de l'intérieur de la mâchoire de Moreau, dont quelques névralgies dentaires seront toujours soumises à des soins spéciaux, ayant pour objet de lui conserver les dents qui lui restent, ce qui exige un traitement que le médecin inspecteur commandant le gouvernement militaire de Paris a bien voulu aujourd'hui nous confier. — Car chez notre blessé, comme d'ailleurs chez toutes les personnes édentées, les aliments ne peuvent être, on le comprend, bien mâchés ; pénétrant dans l'estomac sous une forme trop dure, ils fatiguent les muscles de l'organe, auquel un surcroît de travail est imposé. Nombre de maladies n'ont pas, souvent, d'autre point de départ, facile cependant à prévenir par l'application d'un dentier complet ou partiel, ce que le médecin conseille ordinairement et avec succès.

C'était bien le cas chez notre intéressant mutilé, atteint de gastrite, de constipation et de tous les désordres internes qui proviennent de mauvaises digestions, des aliments insuffisamment broyés, par suite de la perte de la plupart de ses dents. Celles qui lui restaient, cariées et tranchantes, ne pouvaient malheureusement être obturées, déchirant parfois, en raison de leurs arêtes vives, le côté gauche de la base de la langue ; il endurait certaines souffrances. A présent, d'ailleurs, chez Moreau, qui retombe alors dans le cas presque ordinaire des personnes qui perdent prématurément les molaires, il se produit sur les dents antérieures une certaine anomalie ; car la mâchoire inférieure, se mouvant davantage d'avant en arrière que dans la direction transversale, présente alors un caractère spécial dans son mode de fonctionnement et, contrairement à l'usage, les incisives et les canines restantes, n'étant plus soutenues par les grosses dents perdues, frappent en glissant leur face postérieure sur la partie antérieure des dents du haut, imposant alors à la région mentonnière l'effort de la mastication ; il en résulte, comme on le dit communément, au bout de quelques années, un *menton de galoche*, ce qui produit une déformation désagréable du visage. En attendant, une autre complication survient. L'effort de la mastication, provoque dans ce cas l'usure de l'émail dentaire qui recouvre l'ivoire, ce qui laisse à découvert les petites fibrilles nerveuses que l'on aperçoit dans les canalicules de la dent ; ces complications douloureuses exigent quelquefois son extraction, ce que nous avons été obligé de faire pour Moreau ; et, comme la perte de substance était assez considérable, nous avons dû diriger les dents postiches supérieures avec le secours d'une application de fausses gencives, de façon à obliquer de haut en bas et en dehors, afin qu'une rencontre exacte pût s'établir avec les inférieures.

Cette disposition de la gencive postiche supérieure a été rendue nécessaire par suite du manque de dents, ayant produit depuis longtemps un retrait considérable ; aussi, le premier jour que le dentier fut porté, Moreau ressentit une gêne relative qui provenait de la sensibilité éprouvée par l'application des fausses dents, ce que l'on comprendra facilement. Mais, jour par jour, il ressentit du soulagement, et, au bout d'une quinzaine, il pouvait manger ce qui lui plaisait ; le râtelier masticateur s'était donc adapté sans souffrance sur les gencives naturelles qui s'étaient durcies promptement, supportant les légères pressions de l'appareil dentaire, qui a été construit en caoutchouc durci doublé de platine, en tout, conforme aux pièces dentaires ordinaires dont la clientèle de la ville se sert pour mieux broyer les aliments.

Voilà certes un résultat heureux et obtenu par des procédés aussi simples que judicieux qui ont ramené le rétablissement des deux principales fonctions de la bouche, la mastication et la prononciation, et qui complète le mémoire sur la face que l'on va lire.

C. DELALAIN, Chirurgien-Dentiste

Lauréat de la Faculté de médecine de Paris
138, Boulevard Saint-Germain.

Paris, 6 octobre 1885.

TRAVAIL ORIGINAL

PERTE DU NEZ ET DES YEUX. — FRACTURE EN ÉCLATS
DES DEUX MAXILLAIRES SUPÉRIEURS. — PERTE DES DENTS. — PROTHÈSE
DE LA BOUCHE ET DE LA FACE (1).

Mémoire lu en séance à l'Académie de Médecine, le 24 septembre 1884,

Par C. DELALAIN

Chirurgien-Dentiste, Chevalier de la Légion d'honneur
Officier d'Académie, Lauréat de la Faculté de Médecine de Paris, etc.

Ce fut à la bataille de Bapaume que Moreau, en train de refouler un boulet dans sa pièce, fut frappé, en pleine figure, d'un éclat d'obus ennemi qui, lui traversant obliquement le visage de droite à gauche et de haut en bas, lui emporta les deux yeux, les parties osseuses du nez et une portion de la mâchoire gauche supérieure avec les dents y implantées.

Laissé pour mort sur le champ de bataille, le malheureux n'y reprit connaissance qu'au milieu de la nuit. La neige tombait. Moreau se redressa, soutenant de ses mains glacées son visage sanglant. Des infirmiers l'aperçurent, dans leur ronde nocturne et le conduisirent à l'ambulance la plus proche.

Après un premier pansement, on évacua le blessé sur l'hôpital d'Arras ; les parties molles meurtries de sa blessure furent incisées, mais on ne put lui extraire les racines des dents fracturées, par la crainte d'hémorragies ; puis les bords de l'ouverture latérale de la narine gauche furent rapprochés et maintenus l'un contre l'autre par un bandage approprié.

Les souffrances que lui causaient à la tête les tentatives de réduction de la luxation de la mâchoire inférieure les firent abandonner ; mais, chose singulière, la réduction se produisit d'elle-même, par un accident, du moins à ce que racontait le mutilé : un jour, en sortant du lit, il fit une chute sur le parquet, sa mâchoire inférieure heurta la table de nuit, et le contre-coup opéra comme aurait pu le faire l'effort du chirurgien.

Moreau resta à l'hôpital d'Arras pendant neuf mois ; durant ce

---

(1) Système qui consiste à remplacer une dent perdue par une dent artificielle, elle s'étend aux bras, aux jambes et à la face, etc....

temps, plusieurs esquilles furent extraites de sa blessure ; mais, aucune amélioration ne se produisant, on fit appel en sa faveur à la Société de secours aux blessés militaires, afin qu'elle commandât, pour ce malheureux, un appareil facial qui masquerait du moins son horrible plaie, constamment surexcitée par la pression du pansement lingé inefficace qui l'étreignait.

C'est alors qu'on nous fit l'honneur de nous demander notre intervention.

Il ne s'agissait pour nous, dans la pensée du médecin en chef de la Société, que de confectionner un obturateur facial en caoutchouc vulcanisé.

Nous espérâmes de suite pouvoir faire plus et mieux, et nous prîmes immédiatement le moulage de la face et l'empreinte de la mâchoire ; la fabrication de nos appareils était même déjà commencée, lorsqu'un ordre émanant de l'administration appela, le 24 octobre 1871, les blessés de toutes les ambulances civiles dans les hôpitaux militaires.

Moreau entra au Val-de-Grâce, où il resta en observation jusqu'au 26 avril 1872.

Voici quel était à cette époque, d'après un article publié le 31 décembre suivant par la *Gazette des Hôpitaux*, l'aspect de sa blessure.

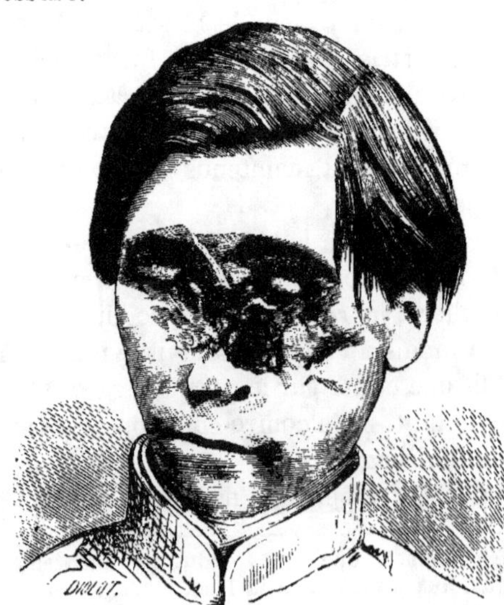

LA BLESSURE

—

Une ouverture assez considérable permet, en suivant le plancher des os palatins, d'arriver jusqu'à l'arrière-bouche.

(*Gazette des Hôpitaux*, 31 *décembre* 1872, *N*° 151.)

Fig. 1.

« L'état de ce jeune soldat est bon, mais la figure est irrégulière, déviée à gauche ; elle paraît aussi gonflée à l'angle gauche de la mâchoire inférieure par un épaississement de tissus mous.

« Si on soulève le bandeau qui couvre la lésion, la face présente un aspect hideux, par suite d'un enfoncement profond, causé par la disparition d'une grande portion des parties osseuses et des parties molles qui les recouvraient. Une ouverture assez considérable permet, en suivant le plancher des os palatins, d'arriver jusqu'à l'arrière-bouche. Le sens de l'odorat est complètement perdu ; il ne reste du nez que les ailes, le lobule et l'extrémité du cartilage de la cloison ; les mouvements du maxillaire inférieur sont conservés, mais la mastication des choses dures est impossible à gauche. »

Cependant le 26 avril, après cinq mois d'observation, nous fûmes autorisé à ajuster sur la lésion notre prothèse, depuis longtemps terminée, et le 29, Moreau quitta l'hôpital, où des pansements alcoolisés lui furent faits, à l'aide de l'appareil, dans le but d'achever sa guérison sous la direction du médecin de sa ville natale (Dr Demoulin, de Landrecies).

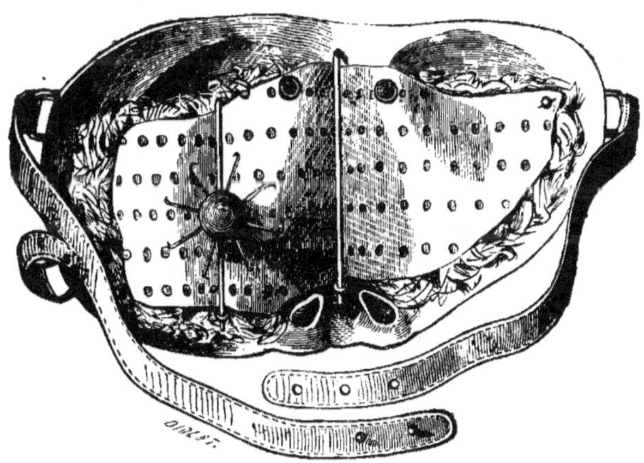

Fig. 2. — Appareil disposé à l'intérieur pour maintenir en suspension les pansements lingés alcoolisés sur la blessure.

Aménagements internes de l'appareil de pansement

Voici les dispositions que nous avions prises pour faciliter au médecin et au blessé l'application interne de la charpie ou d'autres modes de pansement, sans occasionner sur la muqueuse rouge, qui suppurait encore, une pression nuisible, et aussi afin d'empêcher le courant aérien produit par l'inspiration, de provoquer, en passant sur les autres surfaces, un desséchement des humeurs qui eût retardé la cure.

Sur la concavité du masque étaient placées trois aiguilles articulées comme celles qui garnissent les broches des vêtements de dames, lesquelles aiguilles maintenaient les pièces lingées en suspension sur les parties suppurantes.

Une coque, munie de griffes, y recevait, au choix du médecin, ou des tampons imbibés d'alcool, ou une éponge qu'on avait trempée dans une solution, pour entretenir au dedans de l'obturateur une certaine humidité qui garantît le mucus nasal d'une dessication défavorable à la réussite de la cicatrisation ; car le mutilé éprouvait, du fait des humeurs (entretenues par les esquilles de l'os malaire que l'on ne pouvait détacher sans craintes d'hemorragies) qui, en se desséchant, formaient d'épaisses croûtes, d'intolérables démangeaisons, et ne pouvait se retenir de porter ses ongles à ces croûtes, et de se faire, en se grattant, de dangereuses excoriations.

Nos précautions réussirent. Quatorze mois plus tard, la blessure était en voie de guérison, puisque les esquilles de l'os malaire, seules causes de la suppuration, se détachèrent d'elles-mêmes.

Et, vers la fin de l'année 1873, le brave Moreau était guéri. Mais, en raison même de cette heureuse réussite, l'appareil qui en avait été l'instrument laissait de plus en plus à désirer, on le comprendra sans peine, le retrait des parties molles cicatrisées de la face rendant l'adhésion des latéralités métalliques de moins en moins exactes.

Le nez postiche s'était de plus déformé.

Il y avait, d'ailleurs, une modification à introduire dans cette sentinelle avancée des organes respiratoires. Moreau ne pouvait respirer que par la bouche, et l'air du dehors, qui pénétrait directement dans le larynx et dans les bronches, y causait une irritation.

D'autre part, les sels en dissolution dans la salive s'étaient, par l'inspiration buccale, déposés sur la surface des dents, qui mâchaient d'une façon défectueuse ; la couche de tartre s'épaississant de jour en jour, avait même provoqué par son excitation sur les gencives une grande irritation de ces dernières ; quelques dents étaient tombées, d'autres étaient mobiles.

Pour arriver à la guérison de cette partie de la bouche, nous employâmes d'abord les procédés habituels de notre art de dentiste : nous extrayâmes quelques dents ; nous en réséquâmes quelques autres au niveau de la gencive, les trouvant aptes à nous fournir ultérieurement un point d'appui solide pour l'application d'un dentier supérieur masticatoire.

La lésion interne était complètement cicatrisée, ainsi que nous l'avons fait remarquer plus haut, mais il existait encore des ulcérations externes près du contour inférieur de la face, produites par la vapeur de l'expiration dont l'humidité se mêlait au mucus qui coulait sur la lèvre supérieure, et, l'amenant aux commissures, retardait alors indéfiniment la cicatrisation définitive.

Nous eûmes alors l'idée de faire fabriquer, pour ce brave jeune homme, si intéressant et dont la bonne humeur habituelle aidait beaucoup à la réussite de nos expériences, un autre système qui compléterait le premier en canalisant, dans un conduit spécial du masque, l'eau fournie par cette vapeur, et en la déversant au dehors.

Pour atteindre ce but, nous fîmes appliquer à l'intérieur de l'appareil deux petites gouttières garnissant les bords métalliques latéraux aux joues et à la lèvre supérieure, et qui, aboutissant au lobule du nez postiche perforé à son extrémité de plusieurs petits trous, permit à l'eau fournie par la vapeur de l'expiration de se perdre au dehors sans atteindre les parties de la peau en contact avec les bords latéraux de l'appareil (1).

Au bout de trois semaines, c'est-à-dire en août 1874, les ulcérations externes avaient disparu.

C'est alors que nous pûmes réaliser un projet depuis longtemps mis par nous à l'étude, celui de confectionner pour Moreau, une véritable figure munie d'organes internes artificiels, appliquée seulement en 1878 pour la première fois.

Cette figure est en argent; le métal réfléchissant la chaleur, nous a paru préférable au caoutchouc vulcanisé qui la conserve.

Aujourd'hui, non seulement Moreau n'inspire plus aucune

---

(1) Nous avons, depuis la guérison de cette blessure, supprimé ces petites gouttières et augmenté le diamètre des ventilateurs. (6 octobre 1885.)

répulsion, mais encore toutes celles de ses fonctions physiolo-
giques que sa blessure du 3 janvier 1871 avait altérées ou même
supprimées, la vue exceptée, cela va sans dire, sont aujourd'hui
rétablies.

En effet, avec l'appareil définitif, la respiration est devenue
régulière ; l'odorat a reparu ; la mâchoire supérieure, consolidée
par une pièce dentaire, présente aux dents naturelles inférieures,
débarrassées de leur tartre et obturées, un appui suffisant pour
accomplir le travail de la mastication ; la prononciation a repris
sa netteté primitive ; et le contour métallique de cette figure
artificielle s'adapte si bien à la ligne sinueuse qui borde cette
énorme solution de continuité, que le vide le plus parfait est possible au dedans.

LA

RESTAURATION

—

Extérieur de l'appareil facial fabriqué en argent fin
du commerce arrivant à
990 m/m.

Les yeux postiches sont
émaillés sur des coques en
platine. Le poids total est
de 82 grammes.

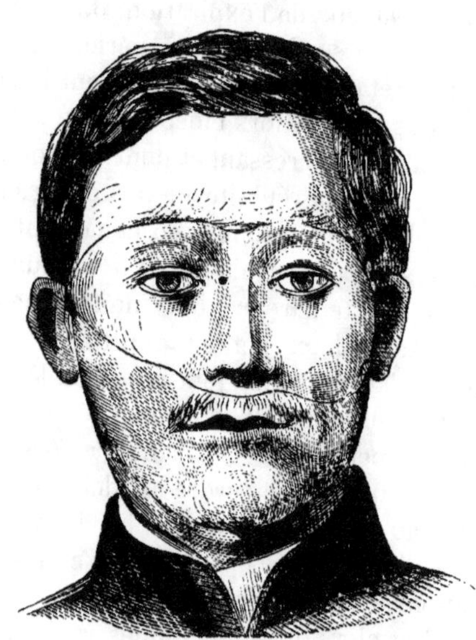

Fig. 3.

Cet appareil consiste, si on n'en regarde que l'extérieur, en un
masque réprésentant la partie centrale de la face emportée par
l'éclat d'obus le 3 janvier 1871, le joue, le nez, les yeux ; il s'ap-
plique très exactement sur les portions saines de la peau qui
avoisinent les cicatrices faciales ; l'adhérence a même crû avec
le temps par le bourrelet naturel qu'a formé la peau et qui est
venu encadrer le rebord adouci du masque ; la respiration se

fait maintenant avec la plus grande facilité par les narines d'un nez postiche, qui recouvre, sans le toucher, l'extrémité subsistante du nez.

Mais le côté extérieur de cet appareil est, des deux, le moins intéressant à observer.

Dispositions internes de l'appareil définitif.

Le nez postiche présente à son sommet, vers l'angle interne des yeux artificiels, deux petits orifices coniques, sans lesquels le système d'aération serait imparfait. C'est à cette innovation que nous attribuons, outre la facilité et la régularité avec lesquelles le courant aérien se produit, le rétablissement du sens de l'odorat.

Essayons de nous rendre compte à la fois des causes qui avaient supprimé ce sens et de celles qui l'ont rétabli.

Le squelette du nez ayant disparu avec les parties charnues qui le recouvraient, il ne restait plus que deux ouvertures à parois immobiles, constamment béantes, où l'air arrivait directement, en se dirigeant même de haut en bas, c'est-à-dire, dans le sens contraire à celui où il se dirige quand l'odorat fonctionne ; il y arrivait sans que les poussières du dehors qui le chargent eussent été tamisées, et à une température inférieure à celle qu'il acquiert d'habitude en passant sur les parois charnues du pavillon nasal naturel.

Grâce aux dispositions internes de notre appareil, dispositions que nous décrirons plus loin en détail, l'air aspiré au dehors reprend sa direction habituelle de bas en haut et retrouve sur son passage une température plus élevée et, par conséquent, plus apte à stimuler la sensibilité des papilles nerveuses chargées de percevoir les odeurs.

Cet air passait auparavant sur des surfaces recouvertes de mucus nasal et exhalant une senteur mauvaise ; aussi se chargeait-il de miasmes qui contribuaient à empêcher le blessé de distinguer les odeurs.

Les cornets ventilateurs placés à l'angle des yeux postiches, prenant du dehors et par en haut (1 fig. 4) un air qui est pur, puisqu'il ne séjourne pas sur la lésion, revivifient la sensibilité spéciale et lui rendent toute sa finesse, surtout lorsque le blessé, agissant comme un priseur, bouche les narines du faux nez et ne respire plus que par ces cornets.

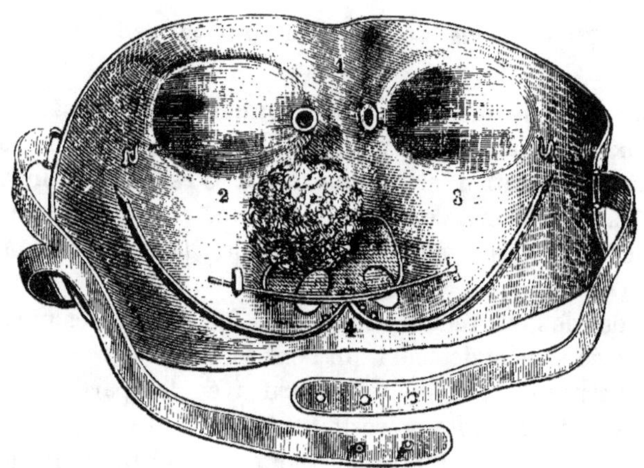

Fig. 4. — Aménagements internes.

Au milieu de la partie interne de l'appareil facial est (2 fig. 4) un anneau où peut se fixer une petite éponge, ayant pour mission d'absorber dans les temps brumeux l'humidité en excès dans l'atmosphère, ou aussi les vapeurs qui se dégagent des aliments chauds pendant le travail de la trituration alimentaire.

Cette petite éponge, placée en face des voies respiratoires, maintient en outre, dans l'intérieur de l'appareil, une température toujours tiède, à laquelle s'échauffe l'air froid aspiré en dehors qui pourrait, pendant la saison rigoureuse, en irritant le larynx et les bronches, être une cause incessante de rhumes.

Un petit tamis en forme de raquette (3 fig. 4) placé intérieurement au-dessus de l'ouverture des fausses narines, arrête au passage les poussières mêlées à l'air extérieur, celles surtout qui proviennent du fourneau de sa pipe que le mutilé rallume vingt fois par jour.

Vers la partie supérieure, sont deux petits crochets servant à
a fois à fixer sur toute l'étendue interne une toile qui forme écran
sur la blessure, et la protège pendant le sommeil du blessé.

Toutes ces dispositions prises, dont l'expérience nous a prouvé
l'efficacité, nous avons, enfin, pu bien terminer notre œuvre définitive appliquée en 1878, recomplétée en 1885 (1) par un dentier.

Pour venir en aide
à l'affaiblissement de
la mâchoire supérieure,
elle a été protégée par
un dentier formant sur
la concavité de la voûte
palatine un véritable
blindage, dont les dents
postiches, en rapport
avec les naturelles du
maxillaire inférieur
conservées, facilitent la
mastication des ali-
ments.

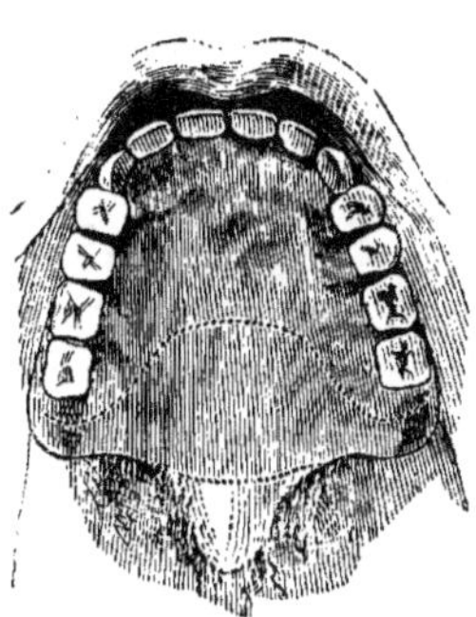

Fig. 5. — Dentier en caoutchouc vulcanisé.
Le pointillage indique la portion de plaque supprimée ultérieurement.

Sur la concavité de la voûte palatine, une pièce dentaire qui
forme un véritable blindage a été placée par nous.

Ce dentier supérieur (fig. 5), en rapport beaucoup plus exact
que le premier avec les dents du maxillaire inférieur, favorise la
mastication et la gustation des aliments, ainsi que leur déglutition
dans l'estomac.

En résumé, si nous considérons d'une part le long temps que
Moreau a séjourné dans les hôpitaux sans arriver à être radicale-
ment guéri, de l'autre la rapidité relative avec laquelle sa guérison a été obtenue par les moyens que nous venons de décrire, nous
croyons pouvoir dire, sans craindre qu'on nous accuse de pré-
somption, que ce genre nouveau de prothèse est pour beaucoup
dans cette espèce de résurrection.

L'adhérence complète de l'appareil sur ce qui reste de la face,

______

(1) Par invitation du Ministre de la guerre (3 octobre 1885).

l'exacte application des pièces qui le composent, leur renouvelle-
ment facile, même par le mutilé, et comme conséquences la pro-
preté si indispensable à l'entretien de la bouche, la régularité de
la température, une chaleur interne convenable, et surtout une
certaine humidité entretenue sur la blessure, toutes conditions
essentielles en général et plus particulièrement ici, où le dessèche-
ment du mucus nasal avait les graves inconvénients que nous si-
gnalions plus haut : voilà certes un ensemble de précautions dont
aucun praticien ne méconnaîtra l'importance, et à l'aide desquelles
on peut entreprendre le traitement d'une lésion chirurgicale simi-
laire.

Il est impossible de nier que ce système prothétique a conduit
Moreau en deux étapes à la guérison, d'abord par l'appareil de
pansement, puis, par l'appareil définitif, au rétablissement de toutes
celles de ses fonctions que sa blessures n'avait qu'altérées. Grâce
à sa figure, et à sa mâchoire supérieure artificielles, cette héroï-
que victime de la guerre de 1870-71 jouit maintenant d'une santé
parfaite et peut vivre au milieu de ses compatriotes sans être pour
eux un objet de répulsion.

RAPPORT

D'UNE PÉTITION ADRESSÉE A LA CHAMBRE DANS LAQUELLE L'AVEUGLE

SE PLAINT DE LA FAÇON DONT IL A ÉTÉ TRAITÉ

ANNEXE AU FEUILLETON N° 496

Du Jeudi 19 mars 1885

M. CAVALIÉ, *rapporteur.*

Pétition n° 1958.

Le sieur *Moreau*, demeurant à Paris, ancien militaire pensionné, se plaint de mauvais traitements qu'il aurait subis dans un hôpital militaire, et à la suite desquels la figure artificielle et le dentier qui avaient été fabriqués spécialement pour lui, auraient été brisés. Il s'adresse à la Chambre pour obtenir la fourniture d'un appareil et d'un dentier nouveaux et l'augmentation de sa pension.

Motifs de la Commission. — Le sieur Moreau, ex-canonnier de l'armée du Nord, est une des victimes les plus dignes d'intérêt de la guerre de 1870-1871. M. le général Ambert, dans le second volume de ses souvenirs militaires (MM. Bloud et Barral, éditeurs), a raconté l'histoire émouvante du canonnier Moreau. Un éclat d'obus lui enleva, au combat de Bapaume, la partie centrale de la face. Laissé pour mort sur le champ de bataille, le blessé eut cependant la force de se relever et l'énergie de se diriger vers le village d'Arvilliers où il fut recueilli. Admis d'abord à l'hôpital d'Arras, un an environ après au Val-de-Grâce, l'ancien soldat, objet de soins intelligents et dévoués, finit par se trouver à peu près guéri d'une blessure qui devait entraîner la mort. On lui fit une

figure et une mâchoire artificielles qui, atténuant autant que possible les effets de la terrible mutilation, lui rendit toutes les sen-
sations de l'odorat et lui permit de respirer, de manger et de
parler.

Le 24 décembre 1882, de passage à Valenciennes, M. Moreau,
atteint d'une fièvre cérébrale, entra le 7 janvier 1882 à l'hôpital
civil, pour être bientôt après transféré à l'hôpital militaire.
Dans cet établissement, le malade aurait été l'objet d'importunités
incessantes de la part des médecins et des élèves chargés
de le soigner, curieux d'examiner et d'étudier la blessure et l'ingénieux mécanisme de l'appareil et du dentier créé par le dentiste,
M. Delalain, remplaçant la figure. Souffrant, fatigué par ses
obsessions réitérées, le patient fit entendre des réclamations dont
on ne tint aucun compte. Le 18 janvier 1883, comme il refusait de
prendre un remède prescrit par les médecins, il aurait été violenté.
L'aveugle, vivement surexcité, aurait alors quitté son lit et une
lutte se serait engagée avec deux infirmiers, en présence de M. le
médecin militaire en chef et de ses aides. Pendant la lutte, la figure
et le dentier artificiels, qui seuls rendaient à Moreau sa situation
aussi supportable que possible, se détachèrent furent foulés aux
pieds et écrasés.

Pour vaincre la résistance du pauvre invalide, l'un des infirmiers
lui aurait porté sur le front, avec une grande violence, un coup de
tisonnier qui lui fit une blessure profonde dont la trace est inneffa-
çable. Revêtu de la camisole de force, M. Moreau fut transféré à
l'hospice des fous d'Armentières. Et ce ne fut qu'après dix mois
environ que, rendu à la liberté, il put reprendre avec sa femme et
sa fille le chemin de Favril où il habite, entouré des sympathies et
du respect de tous.

M. Moreau demande l'intervention de la Chambre pour faire
ordonner une enquête sur les brutalités dont il a été l'objet;

Pour lui faire fournir par l'Etat une figure artificielle semblable
à la première, ainsi qu'un double dentier supérieur pour mastiquer
ses aliments;

Pour lui faire obtenir une augmentation de pension.

Le traitement dans les hôpitaux des militaires malades n'a
jamais été l'objet d'attaques ni de réclamations. On a toujours, au
contraire, rendu justice au mérite et au dévouement des médecins

militaires, des aides et du personnel. Les faits de la nature de ceux dont se plaint M. Moreau ne pourraient constituer qu'une exceptions des plus regrettables. De pareilles brutalités à l'égard d'un malade, aveugle et infirme, par suite nullement dangereux, et dont il était d'ailleurs toujours facile de se rendre maître, ne se comprendraient pas, alors surtout qu'elles auraient eu lieu en présence des chefs, sans intervention et sans répression de leur part.

Mais les affirmations du plaignant sont précises ; une enquête est nécessaire. Il est indispensable de faire la lumière sur les faits articulés. Il suffit de signaler cette situation à l'attention et à la vigilance de M. le Ministre de la guerre.

La blessure de M. Moreau est d'un effet repoussant ; la face mise à nu présente un aspect hideux. Le masque ingénieux exécuté par un savant dentiste, M. Delalain, qui est en même temps un homme de cœur, avait un double avantage. Il répondait à tous les besoins de l'hygiène, diminuait les souffrances de l'ancien soldat et rendait sa triste position supportable. Il cachait en outre à tous les yeux l'épouvantable mutilation et rendait les apparences d'une figure humaine au blessé qui, cessant d'être un objet de répulsion, ne recueillait plus que les témoignages d'une sympathique pitié. La perte du visage artificiel et du dentier a replacé M. Moreau dans toute l'horreur de sa situation première. Il le comprend : et la douleur morale vient ajouter à ses souffrances physiques. C'est au service du pays que M. Moreau a eu son avenir brisé : c'est le pays qui doit adoucir, dans les limites du possible, les tortures de cette victime du devoir. Un nouveau visage et un dentier artificiels, semblables aux premiers, doivent lui être fournis gratuitement. C'est d'ailleurs une dépense peu considérable. M. le Ministre de la Guerre et M. le Ministre des Finances s'entendront certainement pour y faire face (500 fr. pour le tout).

M. Moreau a trouvé une femme dévouée qui a consenti à devenir la compagne du pauvre soldat mutilé. Ce ménage doit vivre et se pourvoir avec le produit de la modeste pension militaire du mari et d'un petit bureau de tabac. Pour combler l'insuffisance de revenu, cet ancien soldat, membre de la Légion d'honneur, qui a prodigué son sang pour la défense du pays, sans jamais faire entendre une plainte, se voit réduit à livrer au public le secret de son malheur et de sa misère, en vendant dans la rue le récit de sa blessure et de sa guérison. Une pareille situation ne se comprend pas ; elle ne doit pas se perpétuer. La France ne peut pas abandonner, laisser dans la misère ceux qui se sont dévoués à son service. S'il n'est pas possible d'augmenter sa pension de retraite, ainsi que le demande M. Moreau, dans son ignorance des lois, on peut toujours, par un secours supplémentaire, et plutôt encore par la concession d'un bureau de tabac plus important, procurer au pétitionnaire des moyens suffisants pour vivre honorablement. C'est ce que voudront faire assurément, dans leur bienveillante sollicitude, M. le Ministre de la Guerre et M. le Ministre des Finances.

En conséquence, la 24me commission propose le renvoi de la pétition à M. le Ministre de la Guerre et à M. le Ministre des Finances. (*Renvoi aux Ministres de la Guerre et des Finances*).

Le Ministre de la Guerre a accordé à Moreau de nouveaux appareils, mais il attend toujours du ministre des Finances une solution favorable à sa pétition, protestant respectueusement avec le calme de son impuissance contre l'oubli dont il est victime, car il a droit à la sympathie, non-seulement à cause de sa blessure, mais encore et surtout par le courage qu'il a montré sur le champ de bataille.

Sa batterie était le point de mire de l'ennemi. Quatre artilleurs venaient d'être emportés par les obus prussiens. Moreau n'hésite pas. Il prend la place du dernier tombé, ne songeant qu'à faire son devoir de soldat. La mort va le coucher à côte de ses camarades. Il en a le pressentiment, même la certitude. Mais il s'agit de la défense de son pays, et bravement, simplement il va à la mort qui le guette, parce qu'il est soldat, et que le soldat doit, le cas échéant, mourir pour la défense de sa patrie.

Paris. — Imp. Collombon et Brûlé, rue de l'Abbaye, 22.

RESTAURATION BUCCALE

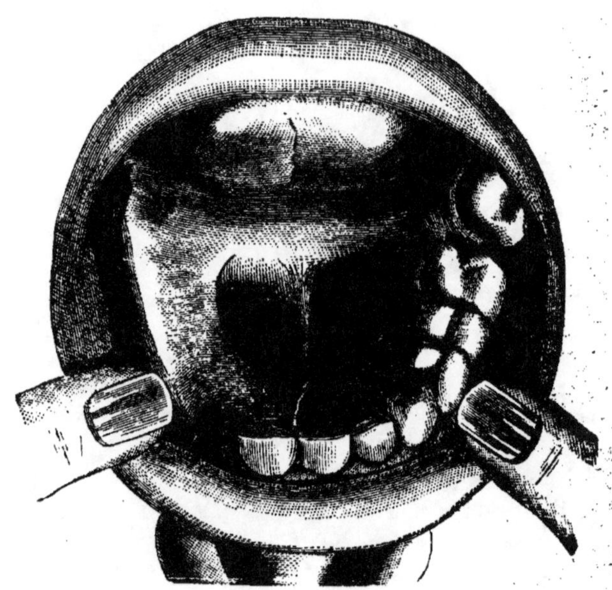

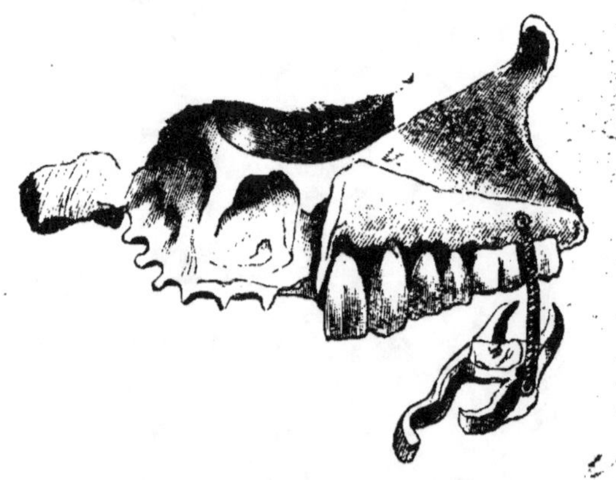

FRACTURE DE LA MACHOIRE SUPÉRIEURE

Dentier obturateur a plaque lisse permettant a la blessure
de se modifier librement

Paris. — Imp. Collombon et Brûlé, rue de l'Abbaye, 22.